Sara Schlüter

Natürlich gesund

Sara Schlüter

Natürlich gesund

Wie du chronischen Krankheiten ohne Medikamente begegnest oder ihnen zuvor kommst

Trainerverlag

Imprint

Any brand names and product names mentioned in this book are subject to trademark, brand or patent protection and are trademarks or registered trademarks of their respective holders. The use of brand names, product names, common names, trade names, product descriptions etc. even without a particular marking in this work is in no way to be construed to mean that such names may be regarded as unrestricted in respect of trademark and brand protection legislation and could thus be used by anyone.

Cover image: www.ingimage.com

Publisher:
Der Trainerverlag
is a trademark of
Dodo Books Indian Ocean Ltd. and OmniScriptum S.R.L publishing group

120 High Road, East Finchley, London, N2 9ED, United Kingdom
Str. Armeneasca 28/1, office 1, Chisinau MD-2012, Republic of Moldova, Europe
Managing Directors: Ieva Konstantinova, Victoria Ursu
info@omniscriptum.com

Printed at: see last page
ISBN: 978-620-0-77086-8

Inhaltsverzeichnis

Einleitung

Willkommen zu "Natürlich gesund: Wie du chronische Krankheiten ohne Medikamente begegnest oder ihnen zuvor kommst". In einer Welt, die von schnellen Lösungen und einer Überflutung von Medikamenten geprägt ist, bietet dieses Buch einen erfrischenden und notwendigen Blick auf die Kraft der Natur und die erstaunlichen Möglichkeiten unseres Körpers zur Selbstheilung. Ganz neue Ansätze der Wissenschaft fließen in dieses Buch mit ein, um dir den Zugang zu Wissen zu ermöglichen, welches dich anderen gegenüber immer einen Schritt voraus sein lässt.

Ziel und Motivation

Die Inspiration für dieses Buch kommt aus dem tiefen Bedürfnis, Menschen dabei zu helfen, ihre Gesundheit wieder selbst in die Hand zu nehmen. Chronische Krankheiten wie Diabetes, Herzleiden und Arthritis sind auf dem Vormarsch, und die konventionelle Medizin bietet oft nur Linderung der Symptome statt Heilung der Ursachen. Es ist Zeit für einen Paradigmenwechsel.

Mein Ziel ist es, dir zu zeigen, dass es Alternativen gibt – natürliche, ganzheitliche Ansätze, die nicht nur die Symptome lindern, sondern die Ursachen an der Wurzel packen. Durch die Integration von wissenschaftlichen Erkenntnissen und praktischen Gesundheitsprogrammen möchte ich dir Werkzeuge an die Hand geben, die deine Gesundheit nachhaltig verbessern können.

Persönliche Geschichte

Ich bin Sara, 36 Jahre alt, geschieden, war fast 2 Jahre alleinerziehend mit meiner ersten Tochter und inzwischen wieder verheiratet. Mit der Geburt meiner zweiten Tochter begann ein neuer Lebensabschnitt für mich.

Ich bin behütet aufgewachsen; meine Mutter kochte jeden Tag vermeintlich gesundes Essen, wobei sie oft auf Fertigprodukte zurückgriff, um Zeit zu sparen. Mein Vater arbeitete und sorgte für den Lebensunterhalt der Familie. Ich habe zwei Geschwister, die wesentlich älter sind als ich und früh aus dem Haus gingen, sodass ich praktisch als Einzelkind aufwuchs.

Als meine Mutter Mitte 50 war, erhielt sie die Diagnose Diabetes Typ 2. Auch mein Vater leidet seit Jahren an Bluthochdruck. Beide sind seit Jahren auf Medikamente angewiesen. Heute ist meine Mutter über 70 und mein Vater über 80. Zur Diabetes meiner Mutter kam noch Bluthochdruck, Arthrose und Osteoporose hinzu. Mein Vater hatte 2014 Prostatakrebs mit daraus resultierenden Metastasen, die lange unentdeckt blieben und lebt seit Ende 2023 mit Parkinson-Demenz im Pflegeheim.

Meine große Tochter war als Baby und Kleinkind sehr oft krank und ich vertraute der klassischen Schulmedizin. Ich ließ sie gegen alles impfen, da auch ich als Kind gegen alles geimpft wurde, was die STIKO empfiehlt. Ich selbst litt jahrelang an chronischer Migräne, Bluthochdruck durch die Schwangerschaft und starken Menstruationsbeschwerden. Auch chronische Verstopfung dominierte meinen Alltag. Durch Stress und Existenzängste hatte ich vorübergehend Panikattacken und Taubheitsgefühle in den Gliedmaßen.

Schon seit mehreren Jahren beschäftige ich mich intensiv mit den Themen Gesundheit und Ernährung. Im Jahr 2023 ging ich den Schritt weiter und absolvierte eine Ausbildung zur ganzheitlichen Gesundheitsberaterin. Dieser Schritt eröffnete mir neue Perspektiven und vertiefte mein Verständnis für die Zusammenhänge zwischen Körper, Geist und Seele.

Aus der Familie und an mir selbst kenne ich Tabletten, Arztbesuche, Impftermine und Co. nur zu gut und sah es als selbstverständlich an – bis vor anderthalb Jahren Menschen in mein Leben traten, die mir eine andere Art und Weise zeigten, gesund zu bleiben bzw. wieder gesund zu werden. Wie ich es geschafft habe, aus diesem Kreislauf der Dauermedikation meiner Eltern und meinen eigenen Symptomen zu entkommen, beschreibt dieses Buch.

Diese Geschichte ist nicht nur ein Einblick in mein Leben, sondern auch eine Einladung an dich, neue Wege zu erkunden und die Kontrolle über deine Gesundheit zurückzugewinnen. Wir müssen wieder anfangen in die Selbstfürsorge und Verantwortung zu kommen, unser Leben und unsere Gesundheit selbst in die Hand zu nehmen. Vorbei sind die Zeiten, in denen man den Halbgöttern in weiß mehr Vertrauen schenkte als dem eigenen Bauchgefühl. Zurück zum Ursprung und dem was uns die Natur vor vielen Jahrhunderten gegeben hat.

Was du erwarten kannst

In diesem Buch wirst du lernen:

- Wie chronische Krankheiten entstehen und welche Rolle unser Lebensstil dabei spielt.

- Die Grundlagen natürlicher Heilmethoden und warum sie so effektiv sind.

- Was Pharmaconutrition ist und wie sie unsere Gesundheit nachhaltig beeinflussen kann.

- Das Gesundheitskonzept und wie es dir helfen kann, deine Gesundheit zu verbessern.

- Die wissenschaftlichen Erkenntnisse eines Oxford Professors und wie du sie in deinem Alltag anwenden kannst.

- Praktische Tipps zu Ernährung, Bewegung, Stressmanagement und Entgiftung, die dir helfen werden, dein Wohlbefinden zu steigern.

Dieses Buch ist kein Allheilmittel, sondern eine Einladung, neue Wege zu gehen und deinen Körper auf natürliche Weise zu unterstützen. Es ist ein Aufruf zur Selbstverantwortung und ein Leitfaden, um dein Leben gesünder und erfüllter zu gestalten.

Ich lade dich ein, mit offenem Geist und Herz in die Welt der natürlichen Heilmethoden einzutauchen. Lass uns gemeinsam den Weg zu einer besseren Gesundheit beschreiten – natürlich, nachhaltig und kraftvoll.

Kapitel 1: Die Wahrheit über chronische Krankheiten

Definition und Ursachen

Chronische Krankheiten sind lang anhaltende und oft fortschreitende Gesundheitsprobleme, die das Leben der Betroffenen erheblich beeinträchtigen können. Dazu gehören Erkrankungen wie Diabetes Typ 2, Herzkrankheiten, Arthritis, Bluthochdruck und viele andere. Im Gegensatz zu akuten Krankheiten, die plötzlich auftreten und meist kurzfristig behandelt werden, erfordern chronische Krankheiten eine langfristige, oft lebenslange Betreuung und Management.

Die Ursachen chronischer Krankheiten sind vielfältig und komplex. Sie umfassen genetische Prädispositionen, Umweltfaktoren, ungesunde Lebensgewohnheiten und psychologische Aspekte. Häufig spielen folgende Faktoren eine entscheidende Rolle:

1. Ernährung: Eine unausgewogene Ernährung, die reich an verarbeiteten Lebensmitteln, Zucker und ungesunden Fetten ist, kann das Risiko für chronische Krankheiten erhöhen.

2. Bewegungsmangel: Ein sitzender Lebensstil trägt wesentlich zur Entwicklung von Übergewicht und damit verbundenen Krankheiten wie Diabetes und Herzkrankheiten bei.

3. Stress: Chronischer Stress kann das Immunsystem schwächen und zu einer Vielzahl von gesundheitlichen Problemen führen.

4. Umweltgifte: Exposition gegenüber Umweltgiften und Schadstoffen kann ebenfalls zur Entstehung chronischer Krankheiten beitragen.

Die Rolle der modernen Medizin

Die moderne Medizin hat zweifellos enorme Fortschritte in der Behandlung akuter Erkrankungen und lebensbedrohlicher Zustände gemacht. Notfallmedizin, chirurgische Eingriffe und Antibiotika haben unzählige Leben gerettet. Doch wenn es um chronische Krankheiten geht, konzentriert sich die moderne Medizin oft auf die Symptombehandlung statt auf die Ursachenbekämpfung.

Viele chronische Krankheiten werden mit Medikamenten behandelt, die die Symptome lindern, aber die zugrunde liegenden Ursachen nicht beseitigen. Diese Medikamente können Nebenwirkungen haben und führen oft zu einer Abhängigkeit, da die

Patienten sie langfristig einnehmen müssen. Während Medikamente zweifellos notwendig und lebensrettend sein können, sollte ihr Einsatz kritisch hinterfragt und durch präventive Maßnahmen und Lebensstiländerungen ergänzt werden.

Ein weiteres Problem ist die Fragmentierung der Gesundheitsversorgung. Patienten mit chronischen Krankheiten besuchen häufig verschiedene Spezialisten, die jeweils nur einen Teilaspekt ihrer Erkrankung betrachten. Dies führt zu einer isolierten Behandlung, die den ganzheitlichen Ansatz vermissen lässt, der für eine nachhaltige Gesundheit so wichtig ist.

Die Macht der Prävention

Die gute Nachricht ist, dass viele chronische Krankheiten durch präventive Maßnahmen verhindert oder zumindest abgemildert werden können. Prävention bedeutet, proaktiv Maßnahmen zu ergreifen, um die Gesundheit zu erhalten und Krankheiten vorzubeugen, bevor sie entstehen.

1. Ernährung: Eine ausgewogene, nährstoffreiche Ernährung ist eine der wirksamsten Methoden zur Prävention chronischer Krankheiten. Der Verzehr von frischem Obst, Gemüse, Vollkornprodukten, gesunden Fetten und Proteinen kann das Risiko für viele chronische Erkrankungen erheblich senken.

2. Regelmäßige Bewegung: Körperliche Aktivität stärkt das Herz-Kreislauf-System, reguliert den Blutzuckerspiegel und fördert das allgemeine Wohlbefinden. Schon 30 Minuten moderate Bewegung am Tag können einen großen Unterschied machen.

3. Stressbewältigung: Techniken zur Stressbewältigung wie Meditation, Yoga und Achtsamkeit können helfen, den Stresspegel zu senken und die psychische Gesundheit zu fördern.

4. Gesunde Umwelt: Das Minimieren der Exposition gegenüber Umweltgiften und die Schaffung eines gesunden Wohn- und Arbeitsumfelds können ebenfalls zur Prävention beitragen.

Die Macht der Prävention liegt darin, dass sie den Körper stärkt und widerstandsfähiger gegen Krankheiten macht. Anstatt auf Medikamente angewiesen zu sein, kann ein präventiver Lebensstil dazu beitragen, die natürlichen Heilungskräfte des Körpers zu aktivieren und langfristig gesund zu bleiben.

Kapitel 2: Einführung in natürliche Heilmethoden

Grundlagen der natürlichen Heilmethoden

Natürliche Heilmethoden basieren auf dem Prinzip, dass der menschliche Körper eine erstaunliche Fähigkeit zur Selbstheilung besitzt, wenn er die richtigen Bedingungen und Unterstützung erhält. Diese Ansätze konzentrieren sich auf die Förderung der Gesundheit und das Vorbeugen von Krankheiten durch natürliche Mittel und Lebensstiländerungen.

Einige der wichtigsten Grundlagen der natürlichen Heilmethoden sind:

1. **Ernährung**: Eine zentrale Säule der natürlichen Heilmethoden ist die Ernährung. Der Verzehr von frischen, unverarbeiteten Lebensmitteln, die reich an Nährstoffen sind, hilft dem Körper, optimal zu funktionieren und sich selbst zu heilen.

2. **Bewegung**: Regelmäßige körperliche Aktivität ist entscheidend für die Gesundheit. Sie stärkt das Herz-Kreislauf-System, verbessert die Durchblutung, unterstützt den Stoffwechsel und hilft, Stress abzubauen.

3. **Entgiftung**: Natürliche Heilmethoden betonen die Bedeutung der Entgiftung, um schädliche Substanzen aus dem Körper zu entfernen. Dies kann durch spezielle Diäten, Fastenkuren oder den Einsatz von natürlichen Entgiftungsmitteln geschehen.

4. **Kräutermedizin**: Die Verwendung von Heilpflanzen und Kräutern hat eine lange Tradition in der natürlichen Heilkunde. Viele Pflanzen enthalten Wirkstoffe, die entzündungshemmend, antioxidativ oder immunmodulierend wirken.

5. **Hydrotherapie**: Wasserbehandlungen, wie Bäder, Duschen und Umschläge, können die Durchblutung fördern, Entzündungen lindern und das Immunsystem stärken.

6. **Mind-Body-Techniken**: Techniken wie Meditation, Yoga und Atemübungen helfen, den Geist zu beruhigen und den Körper in einen Zustand der Entspannung zu versetzen, was die Heilung fördert.

Ganzheitlicher Ansatz

Der ganzheitliche Ansatz in der Gesundheitsförderung bedeutet, den Menschen als Ganzes zu betrachten – Körper, Geist und Seele. Im Gegensatz zur konventionellen Medizin, die oft nur die Symptome behandelt, zielt die ganzheitliche Gesundheit darauf ab, die zugrunde liegenden Ursachen von Krankheiten zu identifizieren und zu behandeln.

Ein ganzheitlicher Ansatz umfasst:

1. **Körperliche Gesundheit**: Dies beinhaltet nicht nur die Behandlung von Symptomen, sondern auch die Pflege und Stärkung des gesamten Körpers. Eine ausgewogene Ernährung, regelmäßige Bewegung und ausreichender Schlaf sind grundlegende Elemente.

2. **Emotionale Gesundheit**: Gefühle und Emotionen spielen eine wesentliche Rolle für das allgemeine Wohlbefinden. Stressbewältigung, der Umgang mit negativen Emotionen und die Pflege positiver Beziehungen sind wichtige Aspekte.

3. **Geistige Gesundheit**: Der Geist hat eine starke Verbindung zum Körper. Geistige Klarheit, positive Denkmuster und mentale Übungen wie Meditation können die körperliche Gesundheit fördern.

4. **Spirituelle Gesundheit**: Unabhängig von religiösen Überzeugungen kann eine spirituelle Praxis, sei es durch Gebet, Meditation oder einfach Zeit in der Natur, ein Gefühl der Verbundenheit und des inneren Friedens vermitteln.

5. **Umweltfaktoren**: Die Umgebung, in der wir leben und arbeiten, kann einen erheblichen Einfluss auf unsere Gesundheit haben. Ein ganzheitlicher Ansatz berücksichtigt auch Umweltfaktoren wie Luftqualität, Zugang zu sauberem Wasser und die Minimierung von Umweltgiften.

Der ganzheitliche Ansatz erkennt an, dass jede Person einzigartig ist und individuelle Bedürfnisse hat. Es gibt keine Einheitslösung; vielmehr geht es darum, eine individuelle Gesundheitsstrategie zu entwickeln, die alle Aspekte des Lebens berücksichtigt.

Kapitel 3: Pharmaconutrition – Die Zukunft der Ernährung

Was ist Pharmaconutrition?

Pharmaconutrition ist ein innovativer Ansatz, der die Prinzipien der Ernährungswissenschaft mit der Pharmakologie kombiniert, um die Gesundheit zu fördern und Krankheiten vorzubeugen. Es geht darum, spezifische Nährstoffe und bioaktive Substanzen gezielt einzusetzen, um medizinische und therapeutische Wirkungen zu erzielen. Dieser Ansatz basiert auf der Erkenntnis, dass bestimmte Nährstoffe in der Lage sind, die Funktion von Körperzellen zu modifizieren, entzündliche Prozesse zu beeinflussen und das Immunsystem zu stärken.

Die Grundlagen der Pharmaconutrition

Pharmaconutrition nutzt die pharmakologischen Eigenschaften von Nährstoffen und bioaktiven Verbindungen, um gezielte gesundheitliche Vorteile zu erzielen. Hier sind einige der wichtigsten Prinzipien:

1. Gezielte Nährstoffzufuhr:

Pharmaconutrition setzt auf die gezielte Zufuhr von Nährstoffen, die nachweislich positive Effekte auf spezifische Gesundheitsprobleme haben. Dazu gehören Omega-3-Fettsäuren, Polyphenole, Probiotika, Ballaststoffe und Antioxidantien.

2. Wissenschaftlich fundierte Dosierungen:

Im Gegensatz zur allgemeinen Nahrungsergänzung verwendet Pharmaconutrition präzise, wissenschaftlich fundierte Dosierungen, die auf klinischen Studien und Forschungsergebnissen basieren.

3. Individuelle Anpassung:

Pharmaconutrition berücksichtigt die individuellen Bedürfnisse und Gesundheitszustände von Patienten. Dies ermöglicht eine personalisierte Ernährungsstrategie, die auf die spezifischen Anforderungen des Einzelnen zugeschnitten ist.

4. Integration in die medizinische Behandlung:

Pharmaconutrition kann in Kombination mit konventionellen medizinischen Behandlungen eingesetzt werden, um deren Wirksamkeit zu verbessern und Nebenwirkungen zu reduzieren.

Wichtige Komponenten der Pharmaconutrition

1. Omega-3-Fettsäuren:

Omega-3-Fettsäuren, insbesondere EPA und DHA, haben entzündungshemmende Eigenschaften und sind wichtig für die Herzgesundheit, Gehirnfunktion und die Unterstützung des Immunsystems.

2. Polyphenole:

Polyphenole sind starke Antioxidantien, die in pflanzlichen Lebensmitteln wie Beeren, Trauben und grünem Tee vorkommen. Sie schützen die Zellen vor oxidativem Stress und haben entzündungshemmende Wirkungen.

3. Probiotika und Präbiotika:

Probiotika sind lebende Mikroorganismen, die die Darmgesundheit fördern. Präbiotika sind unverdauliche Ballaststoffe, die das Wachstum dieser nützlichen Bakterien unterstützen. Beide sind wichtig für ein gesundes Mikrobiom und das Immunsystem.

4. Antioxidantien:

Antioxidantien wie Vitamin C, Vitamin E und Beta-Carotin neutralisieren freie Radikale und schützen die Zellen vor Schäden. Sie spielen eine wichtige Rolle bei der Prävention von chronischen Krankheiten.

5. Aminosäuren und Proteine:

Hochwertige Proteine und essenzielle Aminosäuren sind wichtig für den Aufbau und die Reparatur von Gewebe, die Unterstützung des Immunsystems und die allgemeine Körperfunktion.

Anwendungen der Pharmaconutrition

1. Prävention und Management von chronischen Krankheiten:

Pharmaconutrition kann helfen, das Risiko von Herz-Kreislauf-Erkrankungen, Diabetes, Krebs und neurodegenerativen Erkrankungen zu reduzieren. Durch die gezielte Zufuhr von Nährstoffen können Entzündungen reduziert und die Zellgesundheit verbessert werden.

2. Unterstützung des Immunsystems:

Bestimmte Nährstoffe wie Vitamin D, Zink und Omega-3-Fettsäuren können das Immunsystem stärken und die Widerstandsfähigkeit gegen Infektionen erhöhen.

3. Förderung der mentalen Gesundheit:

Nährstoffe wie Omega-3-Fettsäuren, B-Vitamine und Magnesium haben positive Auswirkungen auf die Gehirnfunktion und können bei der Behandlung von Depressionen und Angstzuständen hilfreich sein.

4. Verbesserung der Darmgesundheit:

Probiotika und Präbiotika spielen eine Schlüsselrolle bei der Aufrechterhaltung eines gesunden Darmmikrobioms, das für die Verdauung und das Immunsystem wichtig ist.

Die Zukunft der Pharmaconutrition

Pharmaconutrition stellt eine vielversprechende Entwicklung in der Gesundheitsvorsorge und Krankheitsbehandlung dar. Mit weiterem Fortschritt in der Ernährungswissenschaft und der Pharmakologie können wir erwarten, dass immer mehr personalisierte und effektive Nährstoffstrategien entwickelt werden, die die Gesundheit und das Wohlbefinden verbessern.

Durch die Integration von Pharmaconutrition in die tägliche Praxis können wir nicht nur die Lebensqualität von Patienten erhöhen, sondern auch die Prävention und Behandlung von Krankheiten revolutionieren. Indem wir die Kraft der Ernährung nutzen, können wir eine gesündere und vitalere Zukunft gestalten.

Schon heute kannst du von den Vorteilen der Pharmaconutrition profitieren. Was ein innovatives, familiengeführtes Unternehmen aus Skandinavien und ein Oxford Professor damit zu tun haben, erfährst du in den nächsten Kapiteln dieses Buches.

Kapitel 4: Das Gesundheitskonzept aus Skandinavien

Vorstellung des Unternehmens

Ein führendes Gesundheits- und Wellness-Unternehmen aus Skandinavien hat sich auf innovative, wissenschaftlich fundierte Produkte zur Verbesserung des Wohlbefindens spezialisiert. Gegründet im Jahr 2005, hat dieses Unternehmen seinen Sitz in Schweden und ist weltweit tätig. Es legt großen Wert auf die Qualität und Wirksamkeit seiner Produkte, die auf den neuesten wissenschaftlichen Erkenntnissen basieren.

Dieses skandinavische Unternehmen bietet eine Reihe von Produkten an, die darauf abzielen, die Gesundheit auf natürliche Weise zu unterstützen. Diese Produkte reichen von Nahrungsergänzungsmitteln über Hautpflegeprodukte bis hin zu speziellen Gesundheitskonzepten. Das Herzstück des Unternehmens ist jedoch das Gesundheitskonzept, das entwickelt wurde, um das Gleichgewicht und die Gesundheit des Körpers zu fördern.

Das Gesundheitskonzept

Das Gesundheitskonzept des skandinavischen Unternehmens ist ein umfassendes Programm, das darauf abzielt, das Gleichgewicht der essentiellen Fettsäuren im Körper wiederherzustellen und zu erhalten. Ein zentrales Element dieses Konzepts ist ein hochwertiges Nahrungsergänzungsmittel, das Omega-3-Fettsäuren und Polyphenole enthält. Diese Komponenten spielen eine entscheidende Rolle für die Gesundheit des Herzens, des Gehirns und des Immunsystems. Über 1,5 Millionen Bluttests weltweit bestätigen die Wirksamkeit der Produkte. Es handelt sich hierbei nicht um klassische Nahrungsergänzung, sondern um Pharmaconutrition – eine wissenschaftlich fundierte Kombination aus Ernährung und Medizin.

Das Konzept besteht aus mehreren Schritten:

Schritt 1: Balance

Schaffe eine gesunde Omega-6:3-Balance und schütze deine Körperzellen vor Oxidation. Das BalanceOil+ ist eine Premium-Ölmischung aus hochwertigem Fischöl (Wildfang) und frühgeerntetem, extra nativem Olivenöl. Es ist reich an Omega-3 (EPA + DHA), Olivenpolyphenolen und Vitamin D3. BalanceOil+ ist in vier verschiedenen natürlichen Geschmacksrichtungen, als Kapsel, als wasserlösliche Formel sowie als vegane Formel erhältlich.

- Polyphenol-Schutz

- Trägt zur normalen Hirn-, Herz- und Immunfunktion bei

- Trägt zu einer normalen Omega-6:3-Balance bei

Schritt 2: Regeneration

Fördere die „guten" Bakterien in deinem Körper, um positive Auswirkungen auf deine Gesundheit zu erzielen. ZinoBiotic+ ist eine komplexe Mischung aus acht natürlichen Ballaststoffen, die zeitversetzt im Dickdarm fermentiert werden und so das Wachstum gesunder Bakterien unterstützen.

- Ballaststoffmischung

- Unterstützt eine bessere Darmgesundheit

- Reduziert Blutzuckerspitzen nach den Mahlzeiten

Schritt 3: Support

Xtend+ ist ein fortschrittliches Nahrungsergänzungsmittel zur Stärkung der Immunabwehr, das BalanceOil+ und ZinoBiotic+ perfekt ergänzt. Es wurde zur Unterstützung deines körpereigenen Immunsystems entwickelt und enthält 23 essentielle Vitamine und Mineralien, Mikro- und Phytonährstoffe sowie gereinigte 1-3, 1-6 Beta-Glucane aus Backhefe.

- Spendet mehr Energie

- Verbessert die Knochen- und Gelenksfunktion

- Trägt zu einem normalen Immunsystem bei

Meine persönlichen Erfahrungen und die meiner Familie

Seitdem ich und meine Familie das Gesundheitskonzept aus Skandinavien in unseren Alltag integriert haben, haben wir erstaunliche Verbesserungen erlebt. Meine Mutter konnte ihre Medikation herunterfahren, mein Vater konnte das Wachstum seiner Metastasen verlangsamen. Ich selbst habe nun eine regelmäßige Darmtätigkeit, fühle mich fitter und starte voller Energie in den Tag. Meine Migräne ist verschwunden und mein Herzrasen ebenso.

Meine Kinder erfreuen sich bester Gesundheit und sind so gut wie nie krank. Mein Mann leidet nicht mehr so stark unter seinem Heuschnupfen. Diese Veränderungen haben unser Leben positiv beeinflusst und uns gezeigt, wie kraftvoll und effektiv natürliche Heilmethoden sein können. Auch habe ich die Wirkung und Kraft der Pharmaconutrition für mich entdeckt. Ich erlebe es in meiner täglichen Arbeit als Gesundheitsberaterin und es erfüllt mich mit Freude, wenn Klienten sich bei mir für die Zurückgewinnung von Lebensqualität und ein beschwerdefreies Leben bedanken.

Ich möchte dich an einigen dieser Erfahrungsberichte gern teilhaben lassen. Die Namen der Klienten sind frei erfunden, aber das Alter und ihre Beschwerden entsprechen der Realität.

Erfahrungsberichte

Die positiven Auswirkungen des skandinavischen Gesundheitskonzepts werden durch zahlreiche Erfahrungsberichte von Anwendern weltweit bestätigt.
Hier sind einige Beispiele aus meiner Arbeit:

Anna, 45 Jahre: "Nach Jahren der Müdigkeit und chronischen Gelenkschmerzen begann ich das Gesundheitskonzept aus Skandinavien. Innerhalb weniger Wochen bemerkte ich eine deutliche Verbesserung meiner Energielevels und meine Gelenkschmerzen nahmen ab. Der Bluttest zeigte, dass sich mein Fettsäurenverhältnis signifikant verbessert hatte."

Markus, 58 Jahre: "Ich litt seit Jahren an hohem Blutdruck und war auf Medikamente angewiesen. Durch das Gesundheitskonzept konnte ich meinen Blutdruck stabilisieren und die Dosierung meiner Medikamente reduzieren. Mein Arzt war beeindruckt von den Ergebnissen."

Sophie, 30 Jahre: "Als junge Mutter fühlte ich mich oft ausgelaugt und gestresst. Das Gesundheitskonzept aus Skandinavien half mir, mein Wohlbefinden zu verbessern und meine mentale Klarheit zu steigern. Ich habe jetzt mehr Energie und fühle mich ausgeglichener."

Diese Erfahrungsberichte verdeutlichen, wie das Gesundheitskonzept aus Skandinavien das Leben vieler Menschen positiv verändert hat. Durch die Wiederherstellung des Gleichgewichts der essentiellen Fettsäuren im Körper und die Förderung eines gesunden Lebensstils kannst auch du von den Vorteilen dieses Programms profitieren.

Das Gesundheitskonzept ist mehr als nur eine Sammlung von Produkten – es ist ein ganzheitlicher Ansatz zur Verbesserung der Gesundheit und des Wohlbefindens. Indem du dich auf die Wissenschaft verlässt und natürliche Heilmethoden anwendest, kannst du deine Gesundheit nachhaltig fördern und ein erfüllteres Leben führen.

Kapitel 5: Wissenschaftliche Grundlagen

Vorstellung von Dr. Paul Clayton

Dr. Paul Clayton ist ein angesehener Wissenschaftler und Experte auf dem Gebiet der Pharmakologie und klinischen Ernährung. Mit einem Abschluss in Medizin von der Universität Edinburgh und jahrzehntelanger Forschungserfahrung hat Dr. Clayton sich einen Namen als führende Autorität im Bereich der ernährungsbasierten Gesundheitsförderung gemacht. Er hat zahlreiche Bücher und wissenschaftliche Artikel veröffentlicht, die sich mit der Rolle der Ernährung bei der Prävention und Behandlung chronischer Krankheiten befassen. Ich habe alle seine Bücher gelesen und hatte 2023 das Privileg, ihn mehrmals persönlich zu treffen und mit ihm zu sprechen. Seine Vorträge und unsere Gespräche haben mein Verständnis und meine Begeisterung für natürliche Heilmethoden erheblich vertieft.

Dr. Claytons Ziel ist es, durch seine jahrelange Forschungsarbeit und die Entwicklung der Produkte des skandinavischen Gesundheitskonzepts die Weltbevölkerung zu sensibilisieren. Er möchte die Menschen weg von ultra hochverarbeiteten Lebensmitteln hin zu mehr Gesundheit und Lebensqualität führen. Seine Arbeit betont die Bedeutung einer ausgewogenen Ernährung und die Nutzung natürlicher Nährstoffe zur Förderung der allgemeinen Gesundheit.

Wichtige Studien und Erkenntnisse

Die Arbeit von Dr. Paul Clayton und anderen Wissenschaftlern hat eine Vielzahl von Studien hervorgebracht, die die Wirksamkeit von ernährungsbasierten Ansätzen zur Gesundheitsförderung und Krankheitsprävention belegen. Einige der wichtigsten Erkenntnisse umfassen:

1. Omega-3-Fettsäuren und Herzgesundheit: Zahlreiche Studien haben gezeigt, dass Omega-3-Fettsäuren, insbesondere EPA und DHA, entscheidend für die Herzgesundheit sind. Sie helfen, Entzündungen zu reduzieren, den Blutdruck zu senken und das Risiko von Herz-Kreislauf-Erkrankungen zu verringern.

2. Polyphenole und Zellschutz: Polyphenole, die in extra nativem Olivenöl und anderen pflanzlichen Lebensmitteln enthalten sind, wirken als starke Antioxidantien. Sie schützen die Zellen vor oxidativem Stress und haben entzündungshemmende Eigen-

schaften, die zur Prävention chronischer Krankheiten beitragen können.

3. Ballaststoffe und Darmgesundheit: Eine hohe Ballaststoffzufuhr ist mit einer verbesserten Darmgesundheit verbunden. Ballaststoffe fördern das Wachstum gesunder Darmbakterien, verbessern die Verdauung und helfen, Blutzuckerspitzen nach den Mahlzeiten zu reduzieren. Dies kann zur Prävention von Stoffwechselstörungen wie Diabetes beitragen.

4. Beta-Glucane und Immunfunktion: Beta-Glucane, die in bestimmten Pilzen und Hefen vorkommen, haben sich als wirksam bei der Stärkung des Immunsystems erwiesen. Sie unterstützen die Funktion der Immunzellen und helfen dem Körper, Infektionen effektiver zu bekämpfen.

Anwendung der Wissenschaft in der Praxis

Die wissenschaftlichen Erkenntnisse, die Dr. Paul Clayton und andere Forscher gewonnen haben, sind die Grundlage für das Gesundheitskonzept aus Skandinavien. Hier sind einige praktische Anwendungen dieser Wissenschaft in deinem Alltag:

1. Optimierung der Fettsäurenbalance: Durch die tägliche Einnahme von BalanceOil+, das reich an Omega-3-Fettsäuren und Polyphenolen ist, kannst du das Verhältnis von Omega-6- zu Omega-3-Fettsäuren in deinem Körper verbessern. Dies trägt zur Herzgesundheit, zur normalen Hirnfunktion und zur Reduktion von Entzündungen bei.

2. Förderung der Darmgesundheit: Die Integration von ZinoBiotic+ in deine Ernährung liefert eine Mischung aus acht natürlichen Ballaststoffen, die das Wachstum gesunder Darmbakterien fördern und die Darmgesundheit verbessern. Dies kann helfen, Verdauungsprobleme zu lindern und das allgemeine Wohlbefinden zu steigern.

3. Stärkung des Immunsystems: Durch die Einnahme von Xtend+, das 23 essentielle Vitamine und Mineralien sowie Beta-Glucane enthält, kannst du dein Immunsystem unterstützen. Dies hilft, die Abwehrkräfte deines Körpers zu stärken und die allgemeine Gesundheit zu verbessern.

4. Ganzheitliche Gesundheitsstrategien: Die Kombination dieser Nahrungsergänzungsmittel mit einer ausgewogenen Ernährung, regelmäßiger Bewegung und Stress-

bewältigungstechniken schafft eine umfassende Strategie zur Förderung deiner Gesundheit. Indem du diese wissenschaftlich fundierten Ansätze in deinen Alltag integrierst, kannst du deine Gesundheit nachhaltig verbessern und das Risiko chronischer Krankheiten reduzieren.

Diese wissenschaftlichen Grundlagen zeigen, dass ein durchdachter, ernährungsbasierter Ansatz in der Gesundheitsförderung nicht nur möglich, sondern auch äußerst wirksam ist. Indem du die Prinzipien von Dr. Paul Clayton und die Produkte des skandinavischen Gesundheitskonzepts in dein Leben integrierst, kannst du einen großen Schritt in Richtung eines gesünderen, erfüllteren Lebens machen.

Kapitel 6: Ernährung als Schlüssel zur Gesundheit

Die Bedeutung der Ernährung

Eine gesunde Ernährung ist die Grundlage für ein gesundes Leben. Unsere Nahrung liefert nicht nur Energie, sondern auch die notwendigen Nährstoffe, die unser Körper für Wachstum, Reparatur und die Aufrechterhaltung grundlegender Funktionen benötigt. Eine ausgewogene Ernährung kann helfen, das Risiko für viele chronische Krankheiten zu verringern, das Immunsystem zu stärken und das allgemeine Wohlbefinden zu verbessern.

Warum ist Ernährung so wichtig? Hier sind einige zentrale Gründe:

1. Nährstoffversorgung: Unser Körper benötigt eine Vielzahl von Vitaminen, Mineralstoffen, Proteinen, Fetten und Kohlenhydraten, um optimal zu funktionieren. Diese Nährstoffe erhalten wir hauptsächlich aus unserer Ernährung.

2. Prävention von Krankheiten: Eine ausgewogene Ernährung kann das Risiko für chronische Krankheiten wie Herzkrankheiten, Diabetes, Fettleibigkeit und bestimmte Krebsarten senken.

3. Immunsystem stärken: Nährstoffreiche Lebensmittel können das Immunsystem unterstützen und helfen, Infektionen und Krankheiten abzuwehren.

4. Energie und Wohlbefinden: Eine gesunde Ernährung trägt zu höherem Energielevel und verbessertem Wohlbefinden bei, was sich positiv auf die körperliche und geistige Leistungsfähigkeit auswirkt.

Superfoods und ihre Wirkung

Superfoods sind Lebensmittel, die aufgrund ihres hohen Nährstoffgehalts besonders gesundheitsfördernde Eigenschaften haben. Hier sind einige der wichtigsten Superfoods und ihre gesundheitlichen Vorteile:

1. Beeren: Blaubeeren, Himbeeren und Erdbeeren sind reich an Antioxidantien, die helfen, Zellschäden zu reparieren und Entzündungen zu reduzieren.

2. Grünes Blattgemüse: Spinat, Grünkohl und Mangold sind reich an Vitaminen (insbesondere Vitamin K, C und A), Mineralstoffen und Ballaststoffen. Sie unterstützen die Verdauung und verbessern die Herzgesundheit.

3. Nüsse und Samen: Mandeln, Walnüsse, Chiasamen und Leinsamen sind ausgezeichnete Quellen für gesunde Fette, Proteine und Ballaststoffe. Sie fördern die Herzgesundheit und können den Blutzuckerspiegel stabilisieren.

4. Fettreicher Fisch: Lachs, Makrele und Sardinen sind reich an Omega-3-Fettsäuren, die entzündungshemmend wirken und die Herz- und Gehirngesundheit unterstützen.

5. Avocado: Avocados sind reich an gesunden Fetten, insbesondere einfach ungesättigten Fetten, sowie Ballaststoffen und Vitaminen. Sie fördern die Herzgesundheit und tragen zur Nährstoffaufnahme bei.

6. Quinoa: Quinoa ist eine proteinreiche, glutenfreie Getreidealternative, die auch reich an Ballaststoffen und essentiellen Aminosäuren ist. Es unterstützt die Muskelgesundheit und das Verdauungssystem.

7. Kurkuma: Dieses Gewürz enthält Curcumin, das entzündungshemmende und antioxidative Eigenschaften hat. Es kann zur Linderung von Arthritis-Symptomen und zur Verbesserung der Gehirnfunktion beitragen.

Ernährungspläne und Rezepte

Um die Vorteile einer gesunden Ernährung voll auszuschöpfen, ist es hilfreich, praktische Ernährungspläne und Rezepte zur Hand zu haben. Hier sind einige Tipps und Rezepte, die dir helfen können, eine ausgewogene und nährstoffreiche Ernährung zu pflegen:

Tipps für eine gesunde Ernährung

1. Vielfalt ist der Schlüssel: Achte darauf, eine Vielzahl von Lebensmitteln zu essen, um sicherzustellen, dass du alle notwendigen Nährstoffe erhältst.

2. Fokus auf ganze Lebensmittel: Bevorzuge frische, unverarbeitete Lebensmittel gegenüber verarbeiteten Lebensmitteln, die oft Zucker, Salz und ungesunde Fette ent-

halten.

3. Regelmäßige Mahlzeiten: Iss regelmäßig und vermeide lange Pausen zwischen den Mahlzeiten, um den Blutzuckerspiegel stabil zu halten.

4. Hydration: Trinke ausreichend Wasser, um deinen Körper hydratisiert zu halten und die Verdauung zu unterstützen.

5. Portionskontrolle: Achte auf die Portionsgrößen, um Überessen zu vermeiden und ein gesundes Körpergewicht zu halten.

Rezeptideen

Frühstück: Avocado-Toast mit Eiern

- 1 Vollkornbrot
- 1 reife Avocado
- 2 Eier
- Salz, Pfeffer, Chilipulver nach Geschmack
- Zitronensaft

Zubereitung: Die Avocado zerdrücken und mit Salz, Pfeffer und Zitronensaft abschmecken. Das Vollkornbrot toasten und die Avocadomischung darauf verteilen. Die Eier nach Wunsch zubereiten (gekocht, pochiert oder gebraten) und auf den Avocado-Toast legen. Mit Chilipulver bestreuen und servieren.

Mittagessen: Quinoa-Gemüse-Bowl

- 1 Tasse gekochte Quinoa
- 1 Tasse geschnittenes Gemüse (Paprika, Gurke, Karotte, Tomate)
- 1/2 Tasse Kichererbsen
- 1/4 Tasse gehackte Nüsse oder Samen
- 2 EL Olivenöl
- 1 EL Zitronensaft
- Salz, Pfeffer nach Geschmack

Zubereitung: Die Quinoa nach Packungsanweisung kochen. Das geschnittene Gemüse, die Kichererbsen und die gehackten Nüsse oder Samen hinzufügen. Mit Olivenöl, Zitronensaft, Salz und Pfeffer abschmecken und gut vermischen.

Abendessen: Lachs mit gebratenem Gemüse

- 2 Lachsfilets
- 1 Zucchini
- 1 Paprika
- 1 Brokkoli
- 2 EL Olivenöl
- Salz, Pfeffer, Kräuter nach Geschmack
- Zitronenscheiben

Zubereitung: Den Lachs mit Salz, Pfeffer und Kräutern würzen. Das Gemüse in mundgerechte Stücke schneiden. Das Olivenöl in einer Pfanne erhitzen und das Gemüse darin anbraten, bis es gar, aber noch bissfest ist. Den Lachs in einer separaten Pfanne anbraten, bis er durchgegart ist. Den Lachs mit dem gebratenen Gemüse und Zitronenscheiben servieren.

Snack: Chia-Pudding

- 3 EL Chiasamen

- 1 Tasse Mandelmilch

- 1 TL Honig oder Ahornsirup

- 1/2 TL Vanilleextrakt

- Frische Beeren oder Früchte nach Wahl

Zubereitung: Die Chiasamen mit Mandelmilch, Honig und Vanilleextrakt vermischen. Mindestens 4 Stunden oder über Nacht im Kühlschrank quellen lassen. Mit frischen Beeren oder Früchten garnieren und genießen.

Dessert: Dunkle Schokoladen-Avocado-Mousse

- 2 reife Avocados

- 1/4 Tasse ungesüßtes Kakaopulver

- 1/4 Tasse Ahornsirup oder Honig

- 1 TL Vanilleextrakt

- Eine Prise Salz

Zubereitung: Die Avocados pürieren, bis sie glatt sind. Kakaopulver, Ahornsirup, Vanilleextrakt und Salz hinzufügen und gut vermischen. In kleine Schalen füllen und vor dem Servieren mindestens 1 Stunde kühl stellen.

Diese Rezepte und Tipps sollen dir helfen, eine gesunde Ernährung einfach und lecker in deinen Alltag zu integrieren. Durch bewusste Lebensmittelwahl und abwechslungsreiche Mahlzeiten kannst du deine Gesundheit nachhaltig fördern und das Wohlbefinden steigern. Natürlich erstelle ich dir auch einen individuellen Ernährungsplan und stelle dir leckere Rezepte zusammen, welche dich mit allem versorgen, was du brauchst ohne Verzicht.

Kapitel 7: Darmgesundheit, Mikrobiom und Ballaststoffe

Die Bedeutung der Darmgesundheit

Der Darm ist weit mehr als nur ein Verdauungsorgan. Er spielt eine zentrale Rolle für unsere allgemeine Gesundheit und unser Wohlbefinden. Ein gesunder Darm unterstützt nicht nur die Verdauung und Nährstoffaufnahme, sondern hat auch tiefgreifende Auswirkungen auf das Immunsystem, die mentale Gesundheit und die Prävention chronischer Krankheiten.

70% unseres Immunsystems sitzt im Darm. Er ist mit einem Nerv, dem sogenannten Vagusnerv, mit unserem Gehirn verbunden. Leiden wir also an einem Reizdarmsyndrom oder löchrigen Darm (Leakey Gut), so wandert leider alles, was eigentlich in die Toilette gehört in unserem Gehirn. Beeinträchtigungen wie Konzentrationsstörungen, Schlafstörungen, Vergesslichkeit, häufige Infektanfälligkeit, Depressionen oder Hautprobleme sind dann die Folge. Ganz einfach überprüfen, ob dein Darm entzündet ist bzw. nicht richtig funktioniert, kannst du das über den „Toilettenpapier-Test". Benötigst du mehr als ein Blatt Toilettenpapier, dann ist etwas mit deinem Darm nicht in Ordnung. Ein gesunder Darm und ein ausbalanciertes Mikrobiom produziert die sogenannte „Glückswurst", die den Gebrauch von Toilettenpapier beim Stuhlgang überflüssig macht.

Das Mikrobiom: Das unsichtbare Ökosystem

Unser Darm beherbergt Billionen von Mikroorganismen, die zusammen als Mikrobiom bezeichnet werden. Diese Mikroorganismen umfassen Bakterien, Viren, Pilze und andere Mikroben. Ein ausgewogenes Mikrobiom ist entscheidend für die Aufrechterhaltung der Darmgesundheit und die Förderung zahlreicher körperlicher Funktionen.

Funktionen des Mikrobioms:

1. Verdauung und Nährstoffaufnahme:

Die Mikroben im Darm helfen, komplexe Kohlenhydrate und Ballaststoffe zu fermentieren, wodurch nützliche Nebenprodukte wie kurzkettige Fettsäuren entstehen, die die Darmschleimhaut nähren.

2. Immunsystem:

Ein Großteil unseres Immunsystems befindet sich im Darm. Ein gesundes Mikrobiom unterstützt die Immunfunktion, indem es die Entwicklung und das Gleichgewicht der Immunzellen fördert.

3. Schutz vor Krankheitserregern:

Nützliche Darmbakterien konkurrieren mit schädlichen Mikroben und verhindern so deren Überwucherung und das Eindringen in den Körper.

4. Mentale Gesundheit:

Der Darm und das Gehirn stehen in ständigem Austausch über die sogenannte Darm-Hirn-Achse. Ein gesundes Mikrobiom kann zur Verbesserung der Stimmung und der kognitiven Funktionen beitragen.

Die Rolle der Ballaststoffe

Ballaststoffe sind unverdauliche Kohlenhydrate, die in pflanzlichen Lebensmitteln vorkommen. Sie spielen eine entscheidende Rolle für die Darmgesundheit und das Gleichgewicht des Mikrobioms. Es gibt zwei Hauptarten von Ballaststoffen: lösliche und unlösliche.

Lösliche Ballaststoffe:

Lösliche Ballaststoffe lösen sich in Wasser und bilden eine gelartige Substanz im Darm. Sie dienen als Nahrung für nützliche Darmbakterien und fördern deren Wachstum.

Quellen: Hafer, Bohnen, Linsen, Äpfel, Zitrusfrüchte, Karotten.

Unlösliche Ballaststoffe:

Unlösliche Ballaststoffe lösen sich nicht in Wasser und erhöhen das Stuhlvolumen, was die Darmbewegung unterstützt und Verstopfung vorbeugt.

Quellen: Vollkornprodukte, Nüsse, Samen, Gemüse wie Blumenkohl und grüne Bohnen.

Warum verschiedene Ballaststoffarten wichtig sind

Es ist wichtig, eine Vielzahl von Ballaststoffen zu sich zu nehmen, da unterschiedliche Ballaststoffe unterschiedliche Funktionen und Vorteile für den Körper haben. Hier sind einige Gründe, warum Vielfalt bei Ballaststoffen entscheidend ist:

1. Vielseitige Unterstützung des Mikrobioms:

Verschiedene Ballaststoffe fördern unterschiedliche Arten von nützlichen Darmbakterien. Eine vielfältige Ballaststoffzufuhr hilft, ein ausgewogenes und robustes Mikrobiom aufrechtzuerhalten.

2. Umfassende Verdauungsunterstützung:

Lösliche und unlösliche Ballaststoffe haben unterschiedliche Rollen im Verdauungstrakt. Während lösliche Ballaststoffe die Fermentation und Produktion von kurzkettigen Fettsäuren unterstützen, helfen unlösliche Ballaststoffe, die Darmbewegung zu regulieren und Verstopfung vorzubeugen.

3. Verbesserte Nährstoffaufnahme:

Ein gesundes Mikrobiom, gefördert durch verschiedene Ballaststoffe, verbessert die Fähigkeit des Darms, Nährstoffe aus der Nahrung aufzunehmen.

4. Reduzierung von Entzündungen:

Unterschiedliche Ballaststoffe tragen zur Produktion entzündungshemmender Verbindungen bei, die die Darmschleimhaut schützen und Entzündungen im Körper reduzieren.

Ein vielseitiges Ballaststoffprodukt

Ein speziell entwickeltes Nahrungsergänzungsmittel kann eine Mischung aus verschiedenen natürlichen Ballaststoffen enthalten. Diese Ballaststoffe werden im Dickdarm fermentiert und unterstützen das Wachstum gesunder Bakterien. Dieses Produkt ist ebenfalls Teil des Gesundheitskonzeptes aus Skandinavien und Dr. Clayton hat darüber sehr lange geforscht.

Da unser Dickdarm aus verschiedenen Abschnitten besteht und diese auch über eine unterschiedliche Zusammensetzungen der Darmbakterien verfügen, benötigt jeder Abschnitt eigenes „Futter". Es ist wichtig zu erwähnen, dass nicht nur eine Ballaststoffquelle, wie z.B. Flohsamenschalen, hier ausreichen würden.

Daher folgen hier einige der Hauptvorteile des speziellen Ballaststoffproduktes aus Skandinavien:

1. Vielfältige Ballaststoffquellen:

Ein gutes Ballaststoffprodukt enthält Ballaststoffe aus Quellen wie Hafer, Weizen, Mais, Chicorée, Kartoffeln und Äpfeln. Diese Vielfalt fördert ein breites Spektrum an nützlichen Darmbakterien und unterstützt die Darmgesundheit umfassend.

2. Förderung der Darmgesundheit:

Durch die Fermentation im Dickdarm unterstützt das Produkt die Produktion von kurzkettigen Fettsäuren, die entzündungshemmende Eigenschaften haben und die Darmschleimhaut nähren.

3. Verbesserung der Verdauung:

Das Produkt hilft, die Darmbewegung zu regulieren, Verstopfung vorzubeugen und Blutzuckerspitzen nach den Mahlzeiten zu reduzieren.

4. Unterstützung des Immunsystems:

Ein gesundes Mikrobiom, unterstützt durch ein ballaststoffreiches Produkt, fördert eine starke Immunantwort und schützt vor Krankheitserregern.

Tipps zur Verbesserung der Darmgesundheit

1. Ernährung:

- Integriere eine Vielzahl von ballaststoffreichen Lebensmitteln in deine Ernährung. Strebe eine tägliche Ballaststoffzufuhr von 25-30 Gramm an.

- Ergänze deine Ernährung mit einem hochwertigen Ballaststoffprodukt, um sicherzustellen, dass du eine breite Palette von Ballaststoffen erhältst.

2. Hydration:

Trinke ausreichend Wasser, um die Ballaststoffaufnahme zu unterstützen und die Darmbewegung zu fördern.

3. Stressbewältigung:

Stress kann das Mikrobiom negativ beeinflussen. Nutze Techniken wie Meditation, Yoga und Atemübungen, um den Stresspegel zu senken.

4. Bewegung:

Regelmäßige körperliche Aktivität kann die Darmgesundheit verbessern, indem sie die Durchblutung fördert und die Darmbewegung anregt.

5. Vermeidung von Antibiotika-Missbrauch:

Antibiotika können das Mikrobiom schädigen. Verwende Antibiotika nur, wenn sie medizinisch notwendig sind, und konsultiere deinen Arzt für Alternativen.

Abschließende Gedanken zum Thema Darmgesundheit

Die Pflege der Darmgesundheit und des Mikrobioms ist ein wesentlicher Bestandteil eines ganzheitlichen Gesundheitsansatzes. Durch die Integration ballaststoffreicher Lebensmittel, regelmäßige Bewegung, Stressbewältigung und die Verwendung von hochwertigen Ballaststoffprodukten kannst du deine Darmgesundheit unterstützen und dein allgemeines Wohlbefinden verbessern.

Denke daran, dass jeder Schritt, den du unternimmst, um deine Darmgesundheit zu verbessern, sich positiv auf deine gesamte Gesundheit auswirken kann. Bleibe informiert, sei geduldig und konsistent in deinen Bemühungen, und du wirst die Vorteile eines gesunden Darms und eines ausgewogenen Mikrobioms genießen.

Kapitel 8: Bewegung und körperliche Aktivität

Die Rolle von Bewegung

Körperliche Aktivität ist ein wesentlicher Bestandteil eines gesunden Lebensstils und spielt eine entscheidende Rolle bei der Prävention und Behandlung chronischer Krankheiten. Regelmäßige Bewegung verbessert die Herz-Kreislauf-Gesundheit, stärkt Muskeln und Knochen, fördert die psychische Gesundheit und hilft, ein gesundes Körpergewicht zu halten.

Warum ist Bewegung so wichtig? Hier sind einige zentrale Gründe:

1. Herz-Kreislauf-Gesundheit: Bewegung stärkt das Herz und verbessert die Durchblutung. Dies kann helfen, den Blutdruck zu senken und das Risiko von Herzkrankheiten zu reduzieren.

2. Muskel- und Knochengesundheit: Regelmäßige körperliche Aktivität stärkt die Muskeln und fördert die Knochendichte. Dies ist besonders wichtig zur Vorbeugung von Osteoporose und zur Verbesserung der Mobilität.

3. Gewichtsmanagement: Bewegung hilft, Kalorien zu verbrennen und das Körpergewicht zu kontrollieren. Dies kann das Risiko von Fettleibigkeit und damit verbundenen Gesundheitsproblemen verringern.

4. Psychische Gesundheit: Körperliche Aktivität kann Stress abbauen, die Stimmung verbessern und Symptome von Angst und Depression lindern. Sie fördert die Freisetzung von Endorphinen, die als natürliche Stimmungsaufheller wirken.

5. Stoffwechsel und Energie: Bewegung regt den Stoffwechsel an und verbessert die Energielevels. Dies kann zu einem insgesamt besseren Gefühl von Vitalität und Wohlbefinden führen.

Empfohlene Übungen

Um die gesundheitlichen Vorteile von Bewegung zu maximieren, ist es wichtig, eine Vielzahl von Übungen in dein Training einzubauen. Hier sind einige empfohlene Übungen und Aktivitäten, die du in deinen Alltag integrieren kannst:

1. Aerobic-Übungen: Aktivitäten wie Gehen, Laufen, Schwimmen, Radfahren und Tanzen verbessern die Herz-Kreislauf-Gesundheit und die Ausdauer.

2. Krafttraining: Übungen wie Gewichtheben, Körpergewichtsübungen (z.B. Liegestütze, Kniebeugen) und die Verwendung von Widerstandsbändern stärken die Muskeln und fördern die Knochengesundheit.

3. Flexibilitätsübungen: Yoga, Pilates und Dehnübungen verbessern die Flexibilität, reduzieren Muskelverspannungen und fördern die Beweglichkeit.

4. Balance-Übungen: Aktivitäten wie Tai Chi und spezielle Balanceübungen können helfen, die Stabilität zu verbessern und das Risiko von Stürzen zu verringern, besonders bei älteren Erwachsenen.

Bewegung in den Alltag integrieren

Hier sind einige praktische Tipps, wie du Bewegung einfach in deinen Alltag einbauen kannst:

1. Tägliche Aktivitäten nutzen: Nutze alltägliche Aktivitäten wie Treppensteigen, Gartenarbeit oder das Spazierengehen mit dem Hund, um dich zu bewegen.

2. Kurze Bewegungseinheiten: Selbst kurze Bewegungseinheiten von 10-15 Minuten, die über den Tag verteilt sind, können gesundheitliche Vorteile bringen. Stehe regelmäßig auf, dehne dich und gehe umher, besonders wenn du lange sitzt.

3. Aktive Pausen: Mache regelmäßige Pausen bei der Arbeit oder beim Lernen, um aufzustehen und dich zu bewegen. Ein kurzer Spaziergang oder ein paar Dehnübungen können Wunder wirken.

4. Freizeitaktivitäten: Integriere Aktivitäten wie Wandern, Radfahren oder Tanzen in deine Freizeitgestaltung. Diese Aktivitäten machen Spaß und fördern gleichzeitig deine Fitness.

5. Verabredungen zum Sport: Verabrede dich mit Freunden oder der Familie zu gemeinsamen Sportaktivitäten. So bleibt ihr motiviert und könnt die Bewegung gemeinsam genießen.

Bonus: Bewegungstips für Hundebesitzer

Wir haben selbst 2 Hunde und ich weiß es zu schätzen, wenn ich meine tägliche Dosis Sauerstoff gepaart mit flotten Schritten in der Natur genießen darf. Als Hundebesitzer hast du den Vorteil, dass du täglich motiviert wirst, nach draußen zu gehen und dich zu bewegen. Hunde brauchen regelmäßige Bewegung und frische Luft, und das bietet auch dir eine hervorragende Gelegenheit, aktiv zu bleiben und deine Gesundheit zu fördern. Hier sind einige Tipps, wie du die Zeit mit deinen Hunden optimal nutzen kannst:

1. Tägliche Spaziergänge

Spaziergänge sind eine einfache und effektive Möglichkeit, sich zu bewegen und gleichzeitig deinen Hunden die nötige Bewegung zu bieten. Versuche, jeden Tag mindestens 30 Minuten zu gehen. Variiere die Route, um die Spaziergänge interessant zu halten und neue Umgebungen zu erkunden.

2. Intervalltraining beim Gassigehen

Mache aus deinen Spaziergängen ein kleines Intervalltraining. Wechsle zwischen gemütlichem Gehen und schnellen Gehphasen oder leichtem Joggen. Diese Variation erhöht die Intensität und den Kalorienverbrauch.

3. Spiel und Spaß im Park

Nutze den Park, um aktiv mit deinen Hunden zu spielen. Spiele wie Apportieren, Frisbee oder Verstecken fördern nicht nur die Bewegung deiner Hunde, sondern auch deine eigene. Diese Aktivitäten machen Spaß und stärken die Bindung zwischen dir und deinen Hunden.

4. Wanderungen und Naturerkundungen

Plane regelmäßig Wanderungen oder längere Spaziergänge in der Natur. Wandern ist eine großartige Möglichkeit, sich körperlich zu betätigen und gleichzeitig die Schönheit der Natur zu genießen. Achte darauf, wasserfeste Schuhe und ausreichend Wasser für dich und deine Hunde mitzunehmen.

5. Radfahren mit dem Hund

Wenn deine Hunde gut trainiert sind und es lieben, neben dir zu laufen, ist Radfahren eine tolle Möglichkeit, sich gemeinsam zu bewegen. Achte darauf, in einem moderaten Tempo zu fahren und auf Sicherheit zu achten. Nutze spezielle Hundeleinen, die am Fahrrad befestigt werden können, um die Kontrolle zu behalten.

6. Lauf- und Joggingpartner

Falls du gerne läufst oder joggst, nimm deine Hunde mit. Hunde sind großartige Laufpartner und motivieren dich, regelmäßig laufen zu gehen. Beginne langsam und steigere allmählich die Laufstrecken, damit sich deine Hunde daran gewöhnen können.

7. Agility-Training

Agility-Training ist eine spaßige und herausfordernde Aktivität für dich und deine Hunde. Es fördert die Beweglichkeit, das Gehorsam und die Koordination. Viele Hundesportvereine bieten Agility-Kurse an, aber du kannst auch einfache Hindernisse im Garten aufstellen.

8. Schwimmen

Falls du in der Nähe von Seen oder Flüssen wohnst, die hundefreundlich sind, nutze die Gelegenheit zum Schwimmen. Schwimmen ist ein hervorragendes Ganzkörpertraining für dich und deine Hunde, besonders an heißen Tagen.

9. Gruppenaktivitäten

Schließe dich Hundewandergruppen oder -clubs an. In der Gemeinschaft macht Bewegung oft mehr Spaß, und du kannst neue Leute und Hunde kennenlernen. Solche Gruppen bieten auch die Möglichkeit, verschiedene Trainingsmethoden und -tipps auszutauschen.

10. Achte auf die Bedürfnisse deiner Hunde

Es ist wichtig, auf die Bedürfnisse und Grenzen deiner Hunde zu achten. Nicht alle

Hunde haben die gleiche Fitness oder Ausdauer. Stelle sicher, dass deine Hunde während der Aktivitäten ausreichend Wasser haben und nicht überanstrengt werden.

Indem du diese Tipps befolgst, kannst du die Zeit an der frischen Luft und die Bewegung mit deinen Hunden genießen und gleichzeitig deine eigene Gesundheit fördern. Die gemeinsame Aktivität stärkt nicht nur deine körperliche Fitness, sondern auch die Bindung zu deinen vierbeinigen Freunden.

Beispielhafte Trainingspläne

Um dir den Einstieg zu erleichtern, hier einige beispielhafte Trainingspläne für verschiedene Fitnessniveaus:

Einsteiger (3 Tage pro Woche)

Tag 1:
- 20 Minuten zügiges Gehen
- 10 Minuten leichtes Krafttraining (z.B. Kniebeugen, Liegestütze)

Tag 2:
- 30 Minuten Fahrradfahren oder Schwimmen

Tag 3:
- 20 Minuten zügiges Gehen
- 10 Minuten Flexibilitätstraining (z.B. Dehnübungen, Yoga)

Fortgeschrittene (5 Tage pro Woche)

Tag 1:
- 30 Minuten Laufen oder Joggen
- 20 Minuten Krafttraining (z.B. Gewichtheben, Widerstandsbänder)

Tag 2:
- 45 Minuten Fahrradfahren oder Schwimmen

Tag 3:
- 30 Minuten High-Intensity Interval Training (HIIT)

- 15 Minuten Flexibilitätstraining (z.B. Dehnübungen, Yoga)

Tag 4:
- 30 Minuten zügiges Gehen oder Wandern

Tag 5:
- 30 Minuten Krafttraining (z.B. Körpergewichtsübungen)
- 15 Minuten Balanceübungen (z.B. Tai Chi)

Diese Trainingspläne sind nur Beispiele und können an deine individuellen Bedürfnisse und Ziele angepasst werden. Das Wichtigste ist, dass du Freude an der Bewegung findest und sie regelmäßig in deinen Alltag integrierst.

Indem du körperliche Aktivität zu einem festen Bestandteil deines Lebens machst, kannst du deine Gesundheit und dein Wohlbefinden nachhaltig verbessern. Bewegung ist nicht nur gut für den Körper, sondern auch für den Geist – sie bringt Energie, Ausgeglichenheit und Lebensfreude in deinen Alltag.

Kapitel 9: Stressmanagement und mentale Gesundheit

Der Einfluss von Stress

Stress ist ein allgegenwärtiger Teil unseres modernen Lebens und kann erhebliche Auswirkungen auf unsere körperliche und geistige Gesundheit haben. Chronischer Stress kann das Immunsystem schwächen, Entzündungen im Körper fördern und das Risiko für chronische Krankheiten erhöhen. Darüber hinaus kann Stress zu Schlafstörungen, Angstzuständen und Depressionen führen.

Stress kann aus verschiedenen Quellen stammen, wie zum Beispiel:

- Beruflicher Druck

- Familiäre Verpflichtungen

- Finanzielle Sorgen

- Gesundheitliche Probleme

- Soziale Beziehungen

Es ist wichtig, effektive Strategien zur Stressbewältigung zu entwickeln, um die negativen Auswirkungen von Stress auf unser Leben zu minimieren und die mentale Gesundheit zu fördern.

Techniken zur Stressbewältigung

Es gibt viele Techniken, die helfen können, Stress abzubauen und die mentale Gesundheit zu verbessern. Hier sind einige der effektivsten Methoden:

1. Achtsamkeit und Meditation

Achtsamkeit bedeutet, im gegenwärtigen Moment präsent zu sein und diesen ohne Urteil wahrzunehmen. Regelmäßige Achtsamkeitsmeditation kann helfen, Stress abzubauen und das allgemeine Wohlbefinden zu steigern.

Meditationsübung: Setze dich an einen ruhigen Ort, schließe die Augen und konzentriere dich auf deinen Atem. Atme langsam und tief ein und aus, und beobachte deine Gedanken, ohne sie zu bewerten. Führe diese Übung täglich für 10-20 Minuten durch.

2. Yoga

Yoga kombiniert körperliche Übungen, Atemtechniken und Meditation, um Stress abzubauen und die geistige Klarheit zu fördern. Es hilft, Spannungen im Körper zu lösen und den Geist zu beruhigen.

Yoga-Übung: Versuche einfache Yoga-Posen wie den herabschauenden Hund, die Kobra oder den Baum. Achte darauf, tief und gleichmäßig zu atmen, während du die Posen hältst.

3. Atemübungen

Tiefe Atemübungen können helfen, das Nervensystem zu beruhigen und den Stresspegel zu senken. Sie sind einfach durchzuführen und können jederzeit und überall praktiziert werden.

Atemübung: Probiere die 4-7-8-Atemtechnik: Atme 4 Sekunden lang ein, halte den Atem für 7 Sekunden an und atme 8 Sekunden lang aus. Wiederhole dies mehrere Male.

4. Körperliche Bewegung

Regelmäßige körperliche Aktivität ist eine der effektivsten Methoden zur Stressbewältigung. Bewegung setzt Endorphine frei, die natürlichen Stimmungsaufheller des Körpers.

Bewegungsübung: Finde eine körperliche Aktivität, die dir Spaß macht, sei es Spazierengehen, Laufen, Tanzen oder Schwimmen. Versuche, mindestens 30 Minuten pro Tag aktiv zu sein.

5. Gesunde Ernährung

Eine ausgewogene Ernährung kann helfen, den Körper und Geist zu stärken und Stress besser zu bewältigen. Vermeide zuckerhaltige und stark verarbeitete Lebensmittel, die den Stresspegel erhöhen können.

Ernährungstipp: Integriere Nahrungsmittel wie Nüsse, Samen, Blattgemüse, Beeren und fettreichen Fisch in deine Ernährung, um deine geistige Gesundheit zu unterstützen.
In den vorangegangenen Kapiteln sind wir schon näher darauf eingegangen.

6. Zeitmanagement

Effektives Zeitmanagement kann helfen, Stress zu reduzieren, indem es dir ermöglicht, deine Aufgaben und Verpflichtungen besser zu organisieren.

Zeitmanagement-Tipp: Erstelle eine To-Do-Liste und priorisiere deine Aufgaben. Setze dir realistische Ziele und gönne dir Pausen, um Überlastung zu vermeiden.

Mentale Gesundheit pflegen

Neben der Stressbewältigung ist es wichtig, aktiv an der Pflege der mentalen Gesundheit zu arbeiten. Hier sind einige Strategien, um deine mentale Gesundheit zu stärken:

1. Soziale Verbindungen pflegen

Positive soziale Beziehungen sind entscheidend für die geistige Gesundheit. Nimm dir Zeit für Familie und Freunde, pflege alte Freundschaften und knüpfe neue Kontakte.

Sozialer Tipp: Plane regelmäßige Treffen mit Freunden oder Familie, sei es persönlich oder virtuell. Engagiere dich in Gemeinschaftsaktivitäten oder Ehrenämtern, um neue Menschen kennenzulernen.

2. Selbstfürsorge praktizieren

Selbstfürsorge bedeutet, auf die eigenen Bedürfnisse zu achten und sich regelmäßig Zeit für sich selbst zu nehmen. Dies kann helfen, das emotionale Gleichgewicht zu wahren.

Selbstfürsorge-Tipp: Plane regelmäßig Aktivitäten ein, die dir Freude bereiten und dich entspannen, wie ein gutes Buch lesen, ein heißes Bad nehmen oder einen Spaziergang in der Natur machen.

3. Positive Denkmuster fördern

Eine positive Einstellung kann einen großen Einfluss auf die geistige Gesundheit haben. Übe dich in Dankbarkeit und versuche, negative Gedankenmuster zu durchbrechen.

Positiver Tipp: Führe ein Dankbarkeitstagebuch, in dem du täglich drei Dinge notierst, für die du dankbar bist. Achte bewusst auf positive Ereignisse und Erlebnisse in deinem Alltag.

4. Professionelle Unterstützung suchen

Scheue dich nicht, professionelle Hilfe in Anspruch zu nehmen, wenn du das Gefühl hast, dass der Stress oder die psychischen Belastungen zu viel werden. Therapeuten und Berater können wertvolle Unterstützung bieten.

Unterstützungstipp: Suche nach einem Therapeuten oder Berater in deiner Nähe, der dir helfen kann, effektive Strategien zur Bewältigung von Stress und psychischen Herausforderungen zu entwickeln.

Indem du diese Techniken und Strategien in deinen Alltag integrierst, kannst du deine Stressbewältigungsfähigkeiten verbessern und deine mentale Gesundheit stärken. Die Pflege der geistigen Gesundheit ist genauso wichtig wie die körperliche Gesundheit und trägt wesentlich zu einem erfüllten und ausgeglichenen Leben bei.

Safran – Ein wertvolles natürliches Heilmittel

Safran ist ein kostbares Gewürz, das seit Jahrhunderten in der traditionellen Medizin verwendet wird. In der modernen Wissenschaft hat Safran gezeigt, dass es zahlreiche gesundheitliche Vorteile hat, insbesondere im Bereich der mentalen Gesundheit.

Vorteile von Safran:

- Antidepressivum: Studien haben gezeigt, dass Safran eine ähnliche Wirkung wie herkömmliche Antidepressiva haben kann, jedoch ohne die damit verbundenen Nebenwirkungen. Es kann helfen, Symptome von Depressionen zu lindern und die Stimmung zu verbessern.

- Angstlinderung: Safran kann helfen, Angstzustände zu reduzieren und ein Gefühl der Ruhe und Entspannung zu fördern.

- Verbesserte Schlafqualität: Die beruhigenden Eigenschaften von Safran können dazu beitragen, die Schlafqualität zu verbessern, was wiederum die allgemeine geistige Gesundheit unterstützt.

- Kognitive Unterstützung: Safran enthält Antioxidantien und entzündungshemmende Verbindungen, die die Gehirnfunktion unterstützen und den kognitiven Verfall verlangsamen können.

Anwendung von Safran:

- In der Ernährung: Safran kann in verschiedenen Gerichten verwendet werden, um Geschmack und Farbe zu verleihen. Ein paar Fäden Safran können Reisgerichte, Suppen und Tees bereichern.

- Als Nahrungsergänzungsmittel: Safran-Extrakt kann auch als Nahrungsergänzungsmittel eingenommen werden, um von seinen gesundheitlichen Vorteilen zu profitieren. Es ist wichtig, die Dosierungsempfehlungen zu beachten und hochwertige Produkte zu wählen.

Auch hier hat Dr. Paul Clayton in Zusammenarbeit mit dem bereits erwähnten Unternehmen aus Skandinavien eine Lösung entwickelt, um das Safran hochwertig Bioverfügbar zu machen und dieses nennt sich VIVA. Ich wende es häufig bei meinen Klienten an, die an Schlafstörungen, Depressionen oder Stress leiden.

Viva ist eine Pharmaconutrition, die speziell entwickelt wurde, um die mentale Gesundheit zu unterstützen und Stress abzubauen. Es enthält eine wissenschaftlich fundierte Kombination von Inhaltsstoffen, darunter hochwirksamen Safranextrakt.

Vorteile von Viva:

Stimmungsaufhellung: Safranextrakt im Viva kann helfen, die Stimmung zu verbessern und Symptome von Angst und Depression zu lindern.

Stressabbau: Die Inhaltsstoffe fördern die Entspannung und helfen, den Stresspegel zu senken.

Verbesserte Schlafqualität: Safran und andere Inhaltsstoffe in Viva können dazu beitragen, die Schlafqualität zu verbessern, was wiederum die allgemeine mentale Gesundheit unterstützt.

Kognitive Unterstützung: Die Mischung in Viva kann helfen, die kognitive Funktion zu verbessern und mentale Klarheit zu fördern.

Kapitel 10: Entgiftung und Regeneration

Warum Entgiftung wichtig ist

Unser Körper ist täglich einer Vielzahl von Umweltgiften und Schadstoffen ausgesetzt. Diese können aus der Luft, die wir atmen, den Lebensmitteln, die wir essen, und den Produkten, die wir verwenden, stammen. Zu den häufigsten Toxinen gehören Schwermetalle, Pestizide, industrielle Chemikalien und Umweltverschmutzung. Auch unser eigener Stoffwechsel produziert Abfallprodukte, die der Körper beseitigen muss.

Ein gesunder Körper verfügt über effektive Mechanismen zur Entgiftung, hauptsächlich durch Leber, Nieren, Haut, Lunge und Darm. Allerdings kann eine Überlastung mit Toxinen dazu führen, dass diese Organe überfordert werden und ihre Funktion beeinträchtigt wird. Dies kann zu einer Ansammlung von Schadstoffen im Körper und einer Vielzahl von gesundheitlichen Problemen führen, darunter Müdigkeit, Hautprobleme, Verdauungsstörungen und ein geschwächtes Immunsystem.

Natürliche Entgiftungsmethoden

Es gibt verschiedene natürliche Methoden, die den Körper bei der Entgiftung unterstützen und zur Regeneration beitragen können. Hier sind einige der effektivsten Ansätze:

1. Ernährung

Eine gesunde Ernährung ist der Schlüssel zur Unterstützung der natürlichen Entgiftungsprozesse des Körpers. Lebensmittel, die reich an Antioxidantien, Ballaststoffen und essentiellen Nährstoffen sind, können den Körper bei der Entgiftung unterstützen.

Lebensmittel zur Entgiftung: Grünes Blattgemüse, Beeren, Zitrusfrüchte, Knoblauch, Ingwer, Kurkuma, Nüsse und Samen, Vollkornprodukte und fermentierte Lebensmittel wie Joghurt und Sauerkraut.

2. Hydration

Ausreichend Wasser zu trinken ist entscheidend für die Entgiftung. Wasser hilft, Toxine aus dem Körper zu spülen und unterstützt die Nierenfunktion.

Hydratationstipp: Trinke täglich mindestens 8 Gläser Wasser. Kräutertees und frisches Kokoswasser können ebenfalls zur Hydration beitragen.

3. Regelmäßige Bewegung

Bewegung fördert die Durchblutung und den Lymphfluss, wodurch Toxine effizienter aus dem Körper transportiert werden können. Schwitzen während des Trainings hilft ebenfalls, Schadstoffe über die Haut auszuscheiden.

Bewegungstipp: Integriere regelmäßige körperliche Aktivitäten wie Laufen, Schwimmen, Radfahren oder Yoga in deinen Alltag.

4. Sauna und Dampfbäder

Saunagänge und Dampfbäder können die Entgiftung durch Schwitzen fördern. Diese Methoden unterstützen die Haut als eines der Hauptentgiftungsorgane des Körpers.

Saunatipp: Gehe regelmäßig in die Sauna oder nutze ein Dampfbad, um die Entgiftung zu unterstützen. Achte darauf, danach ausreichend Wasser zu trinken, um den Flüssigkeitsverlust auszugleichen.

5. Intermittierendes Fasten

Intermittierendes Fasten kann die Entgiftung unterstützen, indem es dem Körper Zeit gibt, sich auf die Reinigung und Reparatur zu konzentrieren, anstatt ständig Nahrung zu verdauen.

Fastentipp: Probiere intermittierendes Fasten, indem du täglich ein Zeitfenster von 12-16 Stunden einhältst, in dem du nichts isst. Stelle sicher, dass du in den Essensfenstern nährstoffreiche Lebensmittel zu dir nimmst.

6. Zeolith

Zeolith ist ein natürlich vorkommendes vulkanisches Mineral, das bekannt ist für seine Fähigkeit, Toxine und Schwermetalle aus dem Körper zu binden und auszuleiten. Zeolith wirkt wie ein Schwamm, der schädliche Substanzen absorbiert und sicher aus dem Körper transportiert.

Vorteile von Zeolith: Es unterstützt die Entgiftung, verbessert die Darmgesundheit, stärkt das Immunsystem und kann die allgemeine Energie und Vitalität erhöhen.

Anwendung von Zeolith: Zeolith kann als Nahrungsergänzungsmittel in Pulver- oder Kapselform eingenommen werden. Es ist wichtig, die Anweisungen zur Dosierung zu befolgen und ausreichend Wasser zu trinken, um die Entgiftung zu unterstützen.

Regeneration und Erholung

Neben der Entgiftung ist es wichtig, dem Körper ausreichend Zeit und Mittel zur Regeneration und Erholung zu geben. Hier sind einige Strategien, um die Regeneration zu fördern:

1. Ausreichend Schlaf

Schlaf ist essenziell für unsere Gesundheit und unser Wohlbefinden. Er ermöglicht dem Körper und dem Geist, sich zu erholen, zu regenerieren und neue Energie zu tanken. Ein erholsamer Schlaf trägt zur Verbesserung der kognitiven Funktionen, des emotionalen Wohlbefindens und der physischen Gesundheit bei. Insbesondere der Schlaf vor Mitternacht wird oft als besonders wichtig angesehen, und das hat mehrere Gründe.

Die innere Uhr und der zirkadiane Rhythmus

Unser Körper folgt einem natürlichen zirkadianen Rhythmus, einem 24-Stunden-Zyklus, der von der inneren biologischen Uhr gesteuert wird. Diese innere Uhr reguliert zahlreiche physiologische Prozesse, einschließlich des Schlaf-Wach-Zyklus. Der zirkadiane Rhythmus ist stark von äußeren Signalen wie Licht und Dunkelheit beeinflusst.

Tiefschlafphasen

Der Schlafzyklus besteht aus verschiedenen Phasen, darunter Leichtschlaf, Tiefschlaf und REM-Schlaf (Rapid Eye Movement). Der Tiefschlaf, der in den ersten Schlafzyklen nach dem Einschlafen am tiefsten und erholsamsten ist, ist besonders wichtig für die körperliche Regeneration und das Immunsystem.

Vorteile des Schlafs vor Mitternacht

1. Erhöhte Tiefschlafphasen

   In den Stunden vor Mitternacht und kurz danach ist der Anteil des Tiefschlafs in den Schlafzyklen höher. Der Tiefschlaf ist entscheidend für die körperliche Erholung, das Wachstum und die Reparatur von Gewebe, die Stärkung des Immunsystems und die Ausschüttung von Wachstumshormonen.

2. Optimale Hormonproduktion

Die Produktion wichtiger Hormone wie Melatonin, das den Schlaf-Wach-Zyklus reguliert, und Wachstumshormone, die für die Regeneration und Reparatur von Gewebe verantwortlich sind, ist vor Mitternacht am höchsten. Melatonin wird bei Dunkelheit produziert und fördert den Schlaf. Eine ausreichende Melatoninproduktion unterstützt die Schlafqualität und die Erholung des Körpers.

3. Besserer zirkadianer Rhythmus

Der Schlaf vor Mitternacht hilft, den natürlichen zirkadianen Rhythmus zu stärken. Ein gut regulierter zirkadianer Rhythmus fördert einen tieferen und erholsameren Schlaf und verbessert die allgemeine Schlafqualität.

4. Psychische Gesundheit

Ein gesunder Schlaf-Wach-Rhythmus, der durch Schlaf vor Mitternacht unterstützt wird, kann die mentale Gesundheit verbessern. Guter Schlaf hilft, Stress und Angst zu reduzieren, die Stimmung zu stabilisieren und die kognitive Funktion zu verbessern.

5. Energie und Leistungsfähigkeit

Menschen, die regelmäßig vor Mitternacht schlafen, berichten oft von höherer Energie und besserer Leistungsfähigkeit während des Tages. Der Körper hat mehr Zeit, sich zu erholen, was zu einer besseren physischen und mentalen Leistungsfähigkeit führt

Schlaftipp: Stelle sicher, dass du jede Nacht 7-9 Stunden hochwertigen Schlaf bekommst. Schaffe eine entspannende Schlafumgebung und halte regelmäßige Schlafenszeiten ein.

2. Stressmanagement

Chronischer Stress kann die Regeneration beeinträchtigen und die Entgiftungsprozesse des Körpers belasten. Techniken zur Stressbewältigung wie Meditation, Yoga und tiefes Atmen können helfen, den Stresspegel zu senken.

Stresstipp: Integriere tägliche Entspannungstechniken in deinen Alltag, um den

Stress zu reduzieren und die Erholung zu fördern.

3. Ernährung zur Regeneration

Bestimmte Nährstoffe sind besonders wichtig für die Regeneration des Körpers, einschließlich Proteine, gesunde Fette, Vitamine und Mineralstoffe.

Regenerationstipp: Achte auf eine ausgewogene Ernährung, die reich an Proteinen (z.B. aus Fisch, Hülsenfrüchten, Nüssen), Omega-3-Fettsäuren (z.B. aus Fisch, Leinsamen) und antioxidativen Nährstoffen (z.B. aus Beeren, grünem Gemüse) ist.

4. Regelmäßige Bewegung

Leichte bis moderate Bewegung kann die Durchblutung fördern und die Regeneration unterstützen. Vermeide jedoch Übertraining, das den Körper zusätzlich belasten kann.

Bewegungstipp: Integriere regelmäßige, moderate körperliche Aktivitäten wie Spaziergänge, Yoga oder Schwimmen in deinen Alltag.

5. Massagen und Körperarbeit

Massagen und andere Formen der Körperarbeit können die Durchblutung verbessern, Muskelverspannungen lösen und die Regeneration fördern.

Massagetipp: Gönne dir regelmäßig Massagen oder probiere Techniken wie Faszientherapie oder Akupunktur, um die Regeneration zu unterstützen.

Indem du diese Entgiftungs- und Regenerationsstrategien in deinen Alltag integrierst, kannst du deinem Körper helfen, gesund und vital zu bleiben. Eine regelmäßige Entgiftung und ausreichende Erholung sind entscheidend für das allgemeine Wohlbefinden und die langfristige Gesundheit.

Kapitel 11: Fallstudien und Erfolgsgeschichten

Inspiration durch Beispiele

Erfolgsgeschichten sind eine kraftvolle Quelle der Inspiration und Motivation. Sie zeigen, wie Menschen durch Veränderungen in ihrem Lebensstil, ihrer Ernährung und ihrer Denkweise beeindruckende gesundheitliche Verbesserungen erzielen können. In diesem Kapitel werde ich verschiedene Fallstudien vorstellen, die belegen, wie wirkungsvoll ganzheitliche Ansätze bei der Bewältigung chronischer Erkrankungen sein können. Zum Schutze der Daten sind die Namen der Personen frei erfunden, die Geschichten dahinter spiegeln allerdings meine tägliche Arbeit wieder.

Fallstudie 1: Die Geschichte von Maria

Hintergrund:

Maria ist 45 Jahre alt und litt seit über zehn Jahren an chronischer Migräne. Sie versuchte verschiedene schulmedizinische Behandlungen, aber keine brachte langfristige Erleichterung. Ihre Migräne beeinträchtigte ihr tägliches Leben erheblich.

Intervention:

Maria begann, ihre Ernährung umzustellen und das Gesundheitskonzept zu nutzen, das auf der Optimierung ihres Omega-6:3-Verhältnisses basierte. Sie ergänzte ihre Ernährung mit hochwertigen Omega-3-Fettsäuren, Ballaststoffen und Multivitaminen.

Ergebnisse:

Nach sechs Monaten berichtete Maria von einer signifikanten Reduktion der Migräneanfälle. Ihre Energielevel stiegen, und sie konnte wieder aktiver am Leben teilnehmen. Maria hat gelernt, wie wichtig eine ausgewogene Ernährung und die richtige Ergänzung sind, um ihre Gesundheit zu verbessern.

Fallstudie 2: Die Geschichte von Thomas

Hintergrund:

Thomas, 60 Jahre alt, wurde mit Typ-2-Diabetes diagnostiziert. Trotz der Einnahme von Medikamenten und einer kalorienarmen Diät verschlechterte sich sein Zustand. Sein Arzt riet ihm, eine Insulintherapie in Betracht zu ziehen.

Intervention:

Thomas entschied sich für einen ganzheitlichen Ansatz. Er stellte seine Ernährung komplett um, eliminierte verarbeitete Lebensmittel und konzentrierte sich auf eine ausgewogene Ernährung mit hohem Gemüseanteil und gesunden Fetten. Zusätzlich integrierte er natürliche Pharmaconutrition in seinen Alltag.

Ergebnisse:

Nach einem Jahr zeigte Thomas' Blutbild signifikante Verbesserungen. Sein Blutzuckerspiegel normalisierte sich, und er konnte die Insulintherapie vermeiden. Thomas hat durch die Umstellung nicht nur seine Gesundheit verbessert, sondern auch seine Lebensqualität erheblich gesteigert.

Fallstudie 3: Die Geschichte von Anna

Hintergrund:

Anna, 35 Jahre alt, litt seit ihrer Jugend an schwerer Akne. Sie probierte verschiedene dermatologische Behandlungen, die jedoch nur vorübergehende Verbesserungen brachten.

Intervention:

Anna begann, ihre Hautgesundheit ganzheitlich anzugehen. Sie stellte ihre Ernährung um, vermied Zucker und Milchprodukte und begann mit der Einnahme von Antioxidantien und Probiotika.

Ergebnisse:

Nach wenigen Monaten bemerkte Anna eine deutliche Verbesserung ihrer Haut. Die Entzündungen nahmen ab, und ihre Haut wurde klarer und strahlender. Anna erkannte, wie stark Ernährung und innere Gesundheit das Hautbild beeinflussen können.

Lernen aus den Erfahrungen anderer

Diese Fallstudien zeigen, dass jeder Mensch auf Veränderungen unterschiedlich reagiert, aber die Prinzipien einer ganzheitlichen Gesundheit universal anwendbar sind. Die folgenden Lektionen können aus diesen Geschichten gezogen werden:

1. Individualisierte Ansätze sind entscheidend:

Jeder Mensch ist einzigartig. Was bei einer Person funktioniert, muss bei einer anderen nicht unbedingt die gleichen Ergebnisse bringen. Ein personalisierter Ansatz ist daher unerlässlich.

2. Ernährung und Nahrungsergänzung spielen eine zentrale Rolle:

Die richtige Ernährung und gezielte Nahrungsergänzungsmittel können erhebliche gesundheitliche Vorteile bieten und helfen, chronische Krankheiten zu bewältigen.

3. Geduld und Konsistenz sind Schlüssel:

Gesundheitliche Verbesserungen geschehen nicht über Nacht. Es erfordert Geduld und konsequentes Handeln, um nachhaltige Veränderungen zu erreichen.

4. Ganzheitliche Ansätze sind oft effektiver:

Die Kombination aus Ernährung, Bewegung, mentalem Wohlbefinden und natürlichen Heilmethoden kann eine ganzheitliche und effektive Lösung für viele gesundheitliche Probleme bieten.

Diese Geschichten sollen nicht nur inspirieren, sondern auch Mut machen, eigene Schritte in Richtung einer besseren Gesundheit zu unternehmen. Jeder kleine Schritt zählt und kann zu einer großen Veränderung führen.

Schlusswort

Zusammenfassung und Ausblick

In diesem Buch haben wir eine Vielzahl von Themen behandelt, die alle das Ziel haben, deine Gesundheit und dein Wohlbefinden auf ganzheitliche Weise zu fördern. Von der Bedeutung einer ausgewogenen Ernährung und der Integration von Superfoods bis hin zur Wichtigkeit regelmäßiger Bewegung und effektiver Stressbewältigung – wir haben zahlreiche Strategien und Ansätze untersucht, die dir helfen können, ein gesünderes Leben zu führen.

Wir haben die Rolle sozialer Beziehungen und die Auswirkungen von Entgiftung und Regeneration auf die Gesundheit beleuchtet. Besonders hervorzuheben ist der innovative Ansatz der Pharmaconutrition, der zeigt, wie gezielte Nährstoffzufuhr zur Prävention und Behandlung chronischer Krankheiten beitragen kann.

Durch inspirierende Fallstudien und Erfolgsgeschichten haben wir gesehen, wie Menschen durch Veränderungen in ihrem Lebensstil erhebliche Verbesserungen ihrer Gesundheit und Lebensqualität erreichen konnten. Diese Beispiele dienen als Beweis dafür, dass es möglich ist, selbst die Kontrolle über die eigene Gesundheit zu übernehmen und positive Veränderungen zu bewirken.

Ermutigung zur Selbstverantwortung

Ein zentraler Aspekt dieses Buches ist die Ermutigung zur Selbstverantwortung. Deine Gesundheit liegt in deinen Händen, und du hast die Macht, sie aktiv zu gestalten. Es ist wichtig zu erkennen, dass kleine Veränderungen im Alltag große Auswirkungen auf dein Wohlbefinden haben können.

Ernährung und Bewegung:

Beginne mit einfachen Schritten wie der Integration von mehr frischem Gemüse und Obst in deine Ernährung und der regelmäßigen Teilnahme an körperlichen Aktivitäten, die dir Spaß machen. Denke daran, dass es nicht darum geht, perfekte Entscheidungen zu treffen, sondern konsistente, positive Veränderungen vorzunehmen.

Stressbewältigung und mentale Gesundheit:

Finde Techniken zur Stressbewältigung, die für dich funktionieren, sei es Meditation, Yoga oder einfach tägliche Spaziergänge in der Natur. Achte auf deine mentale Gesundheit und suche Unterstützung, wenn du sie benötigst. Ein starkes emotionales Wohlbefinden ist genauso wichtig wie die physische Gesundheit.

Soziale Beziehungen:

Pflege deine sozialen Beziehungen und umgebe dich mit positiven, unterstützenden Menschen. Soziale Bindungen sind ein wichtiger Faktor für ein glückliches und gesundes Leben.

Entgiftung und Regeneration:

Gib deinem Körper die Möglichkeit, sich zu regenerieren und zu entgiften. Achte auf ausreichend Schlaf, eine gesunde Ernährung und regelmäßige Erholungsphasen. Nutze natürliche Methoden wie Zeolith, um deinen Körper bei der Entgiftung zu unterstützen.

Pharmaconutrition:

Nutze die wissenschaftlichen Erkenntnisse der Pharmaconutrition, um gezielt Nährstoffe zuzuführen, die deine Gesundheit verbessern und Krankheiten vorbeugen können. Informiere dich über die spezifischen Bedürfnisse deines Körpers und passe deine Ernährung entsprechend an.

Anhang

Weiterführende Literatur und Ressourcen

Um deine Reise zu ganzheitlicher Gesundheit fortzusetzen, findest du hier eine Liste von Büchern, Studien und Ressourcen, die dir helfen können, dein Wissen zu vertiefen und praktische Anwendungen zu finden. Diese Quellen bieten wertvolle Einblicke in die verschiedenen Aspekte der Gesundheit und Ernährung, die in diesem Buch behandelt wurden.

Bücher von Dr. Paul Clayton

1. "Health Defence: How to Avail Yourself of the New Science of Nutrigenics"

In diesem Buch beleuchtet Dr. Paul Clayton die Rolle der Ernährung bei der Prävention von Krankheiten und wie bestimmte Nährstoffe gezielt eingesetzt werden können, um die Gesundheit zu verbessern.

2. "After Atkins: Why the Atkins Diet Wasn't Enough"

Dr. Clayton untersucht die Atkins-Diät und erklärt, warum eine ausgewogene und wissenschaftlich fundierte Ernährungsweise notwendig ist, um langfristige Gesundheit zu erreichen.

3. "Let's Talk About Health: How to Be Healthier and Stay that Way"

Dieses Buch bietet einen umfassenden Überblick über die Prinzipien der ganzheitlichen Gesundheit und gibt praktische Tipps, wie man gesund bleibt und chronische Krankheiten vermeidet.

4. "Out of the Fire"

In diesem Buch beleuchtet Dr. Paul Clayton die Gefahren einer modernen Ernährung und Lebensweise und bietet Lösungen, wie man sich vor deren schädlichen Auswirkungen schützen kann.

5. "The Health Delusion"

Dr. Clayton erklärt, warum viele gängige Gesundheitsmythen nicht der Wahrheit entsprechen und wie man durch wissenschaftlich fundierte Ernährung und Lebensweise seine Gesundheit verbessern kann.

Dr. Clayton hat noch weitere Bücher verfasst. Gern kannst du diese auch direkt bei mir, zu einem günstigen Preis erwerben.

Weitere empfohlene Literatur

1. "Darm mit Charme" von Giulia Enders

Ein leicht verständliches und unterhaltsames Buch über die Funktionsweise des Darms und seine zentrale Rolle für die Gesundheit.

2. "Die Weizenwampe" von Dr. med. William Davis

Dieses Buch beleuchtet die gesundheitlichen Auswirkungen von Weizen und erklärt, warum der Verzicht auf Weizenprodukte zu einer verbesserten Gesundheit führen kann.

3. "Heilung des Darms" von Andreas Michalsen

Ein umfassender Ratgeber zur natürlichen Heilung des Darms, geschrieben von einem führenden Experten für Naturheilkunde.

4. "Ernährungskompass" von Bas Kast

Bas Kast fasst die neuesten wissenschaftlichen Erkenntnisse zur gesunden Ernährung zusammen und gibt praktische Tipps für den Alltag.

Wichtige Studien und wissenschaftliche Artikel

1. "Das Mikrobiom des Menschen"

Eine umfassende Ressource über das menschliche Mikrobiom und dessen Bedeutung für die Gesundheit, veröffentlicht von deutschen Wissenschaftlern.

Link: [Das Mikrobiom des Menschen](https://www.deutsches-mikrobiom-projekt.de/)

2. "Omega-3-Fettsäuren und Herz-Kreislauf-Gesundheit"

Eine detaillierte Analyse der Wirkungen von Omega-3-Fettsäuren auf die Herzgesundheit, veröffentlicht in einer deutschen Fachzeitschrift.

Link: [Omega-3-Fettsäuren und Herz-Kreislauf-Gesundheit](https://www.herzstiftung.de/omega-3-fettsaeuren)

3. "Ballaststoffe und ihre Rolle bei der Gewichtskontrolle"

Ein Überblick über die Rolle von Ballaststoffen bei der Gewichtsregulierung und der Prävention von Übergewicht, veröffentlicht im Deutschen Ärzteblatt.

Link: [Ballaststoffe und Gewichtskontrolle](https://www.aerzteblatt.de/nachrichten/ballaststoffe)

Online-Ressourcen zur natürlichen Gesundheit

1. Zentrum der Gesundheit

Eine umfassende Quelle für Informationen über natürliche Gesundheit, Ernährung und ganzheitliche Lebensweisen.

Link: [Zentrum der Gesundheit](https://www.zentrum-der-gesundheit.de/)

2. Dr. Rath Health Foundation

Eine Organisation, die sich der Förderung von Gesundheitsinformationen und natürlichen Heilmethoden widmet.

Link: [Dr. Rath Health Foundation](https://www.dr-rath-foundation.org/)

3. Netzwerk für gesunde Ernährung und Lebensweise

Ein Netzwerk von Experten und Enthusiasten, die sich für eine gesunde Ernährung und Lebensweise einsetzen.

Link: [Gesunde Ernährung und Lebensweise](https://www.netzwerk-ernaehrung.de/)

Kontaktinformationen und Unterstützung

Falls du Fragen hast oder Unterstützung bei deiner Reise zu ganzheitlicher Gesundheit benötigst, stehe ich dir gerne zur Verfügung.
Hier sind meine Kontaktinformationen:

rebalancet -
HOLISTIC HEALTHCARE

Sara Schlüter

E-Mail: info@rebalancet.de

Telefon: 01523 1380481

Website: www.rebalancet.de

Ich freue mich darauf, von dir zu hören und dich auf deinem Weg zu einem gesünderen und erfüllteren Leben zu unterstützen. Deine Gesundheit liegt mir am Herzen, und ich bin hier, um dir mit Rat und Tat zur Seite zu stehen.

Abschließende Gedanken

Ich hoffe, dass ich dir mit diesem Buch wertvolle Einblicke und praktische Werkzeuge an die Hand gegeben habe, um deine Gesundheit und dein Wohlbefinden zu verbessern. Denke daran, dass jeder Schritt, den du in Richtung einer gesünderen Lebensweise unternimmst, zählt. Bleibe neugierig, sei geduldig mit dir selbst und nutze die Ressourcen, die dir zur Verfügung stehen. Gemeinsam können wir eine gesündere und glücklichere Zukunft gestalten.

Die Reise zur ganzheitlichen Gesundheit ist eine lebenslange Verpflichtung, aber die Belohnungen sind es wert. Ein gesunder Körper, ein klarer Geist und ein erfülltes Leben sind die wertvollsten Geschenke, die du dir selbst machen kannst. Bleibe neugierig, bleibe aktiv und vor allem – bleibe gesund.

Dieses Buch ist etwas ganz Besonderes für mich, denn es ist das erste Mal, dass ich mein Wissen aufschreiben und mit dir teilen kann. Ich danke dir, dass du dieses Buch gelesen hast, und wünsche dir alles Gute auf deinem Weg zu ganzheitlicher Gesundheit und Wohlbefinden. Du hast die Macht, positive Veränderungen in deinem Leben vorzunehmen und ein erfülltes, gesundes Leben zu führen. Nimm die Herausforderung an und ergreife die Selbstverantwortung für deine Gesundheit – dein zukünftiges Selbst wird es dir danken.

Mit herzlichen Grüßen,

Deine Sara

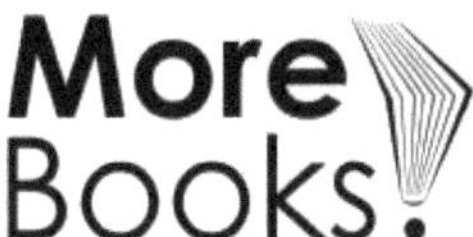
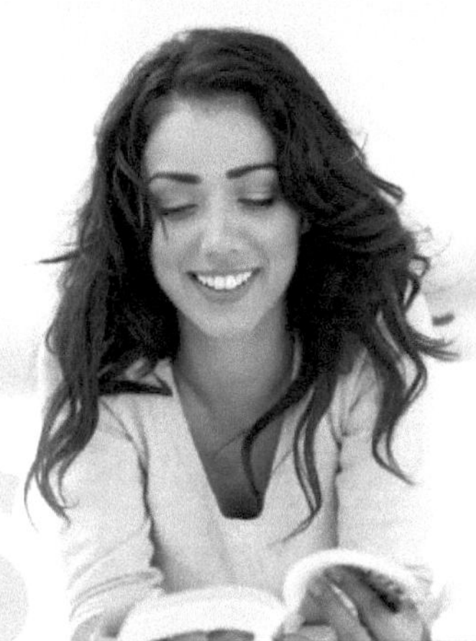

I want morebooks!

Buy your books fast and straightforward online - at one of world's fastest growing online book stores! Environmentally sound due to Print-on-Demand technologies.

Buy your books online at
www.morebooks.shop

Kaufen Sie Ihre Bücher schnell und unkompliziert online – auf einer der am schnellsten wachsenden Buchhandelsplattformen weltweit! Dank Print-On-Demand umwelt- und ressourcenschonend produziert.

Bücher schneller online kaufen
www.morebooks.shop

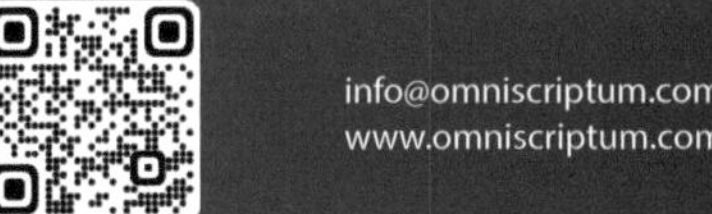

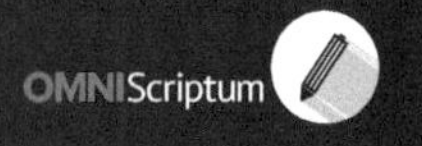

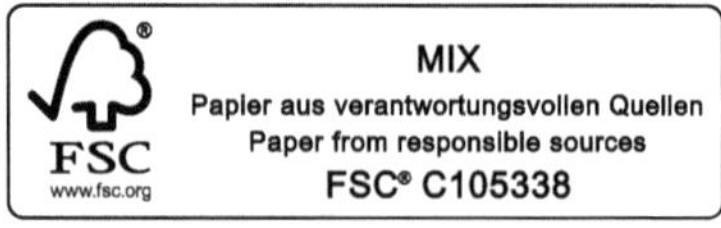

Printed by Books on Demand GmbH, Norderstedt / Germany